MIS RECETAS

ANTI INFLAMATORIAS 2021

RECETAS DELICIOSAS PARA REDUCIR LA INFLAMACIÓN

PAULINA ALABARCE

Tabla de contenido

5

Carne de cerdo cremosa y tomates Porciones: 4

Tiempo de cocción: 35 minutos

Ingredientes:

2 libras de carne de cerdo para estofado, en cubos

2 cucharadas de aceite de aguacate

1 taza de tomates en cubos

1 taza de crema de coco

1 cucharada de menta picada

1 chile jalapeño, picado

Una pizca de sal marina y pimienta negra.

1 cucharada de ají picante

2 cucharadas de jugo de limón

Direcciones:

1. Calentar una sartén con el aceite a fuego medio, agregar la carne y dorar por 5 minutos.

2. Agrega el resto de los ingredientes, revuelve, cocina a fuego medio por 30 minutos más, divide en platos y sirve.

Información nutricional: calorías 230, grasa 4, fibra 6, carbohidratos 9, proteína 14

Porciones de lomo de limón Porciones: 2

Tiempo de cocción: 25 minutos

Ingredientes:

¼ de cucharadita de condimento za'atar

Ralladura de 1 limón

½ cucharadita de tomillo seco

¼ de cucharadita de ajo en polvo

¼ de cucharadita de sal

1 cucharada de aceite de oliva

1 (8 onzas / 227 g) de lomo de cerdo, con la piel de una astilla recortada
Direcciones:

1. Precaliente el horno a 425ºF (220ºC).

2. Combine el condimento za'atar, la ralladura de limón, el tomillo, el ajo en polvo y la sal en un tazón, luego frote el lomo de cerdo con la mezcla por ambos lados.

3. Caliente el aceite de oliva en una sartén para horno a fuego medio-alto hasta que brille.

4. Agregue el lomo de cerdo y dore durante 6 minutos o hasta que se dore.

Dale la vuelta al cerdo a la mitad del tiempo de cocción.

5. Coloque la sartén en el horno precalentado y ase durante 15 minutos o hasta que un termómetro de lectura instantánea insertado en la parte más gruesa del lomo registre al menos 145ºF (63ºC).

6. Transfiera el lomo cocido a un plato grande y déjelo enfriar unos minutos antes de servir.

Información nutricional: calorías: 184; grasa: 10,8 g; carbohidratos: 1,2 g; fibra: 0 g; proteína: 20,1 g; sodio: 358 mg

Pollo Con Brócoli Porciones: 4

Ingredientes:

1 cebolla blanca pequeña picada

1½ taza caldo de pollo bajo en grasa y sodio

Pimienta negra recién molida

2 c. brócoli picado

1 libra de muslos de pollo en cubos, sin piel y deshuesados 2 dientes de ajo picados

Direcciones:

1. En una olla de cocción lenta, agregue todos los ingredientes y mezcle bien.

2. Ponga la olla de cocción lenta a fuego lento.

3. Cubra y cocine por 4-5 horas.

4. Sirva caliente.

Información nutricional: Calorías: 300, Grasas: 9 g, Carbohidratos: 19 g, Proteínas: 31 g, Azúcares: 6 g, Sodio: 200 mg

Solomillo de pollo crujiente Porciones: 4

Tiempo de cocción: 15 minutos

Ingredientes:

1 huevo batido

8 solomillo de pollo

2 cucharadas de aceite de aguacate

½ taza de pan rallado

Direcciones:

1. Precaliente su freidora a 350 grados F.

2. Sumerja el pollo en el huevo.

3. Mezclar el aceite y el pan rallado.

4. Cubra el pollo con esta mezcla.

5. Agregue a la canasta de la freidora.

6. Cocine por 15 minutos.

Carne De Cerdo Con Champiñones Y Pepinos

Porciones: 4

Tiempo de cocción: 25 minutos

Ingredientes:

2 cucharadas de aceite de oliva

½ cucharadita de orégano seco

4 chuletas de cerdo

2 dientes de ajo picados

Zumo de 1 lima

¼ de taza de cilantro picado

Una pizca de sal marina y pimienta negra.

1 taza de champiñones blancos, cortados por la mitad

2 cucharadas de vinagre balsámico

Direcciones:

1. Calentar una sartén con el aceite a fuego medio, agregar las chuletas de cerdo y dorar por 2 minutos por cada lado.

2. Agregue el resto de los ingredientes, mezcle, cocine a fuego medio por 20 minutos, divida en platos y sirva.

Información nutricional: calorías 220, grasa 6, fibra 8, carbohidratos 14.2, proteína 20

Porciones de palillos de pollo Porciones: 4

Ingredientes:

¼ c. cebolla picada en cubitos

1 paquete de fideos Chow Mein cocidos

Pimienta molida fresca

2 latas de crema de champiñones

1 ¼ c. el apio en rodajas

1 c. nueces de anacardo

2 c. pollo cocido en cubos

½ taza agua

Direcciones:

1. Precaliente el horno a 375 ° F.

2. En una olla apta para horno, verter ambas latas de crema de champiñones y agua. Mezclar hasta que esté combinado.

3. Agregue el pollo cocido en cubos, la cebolla, el apio, la pimienta y los anacardos a la sopa. Revuelva hasta que esté combinado. Agregue la mitad de los fideos a la mezcla, revuelva hasta que estén cubiertos.

4. Cubra la cazuela con el resto de los fideos.

5. Coloque la olla en el horno. Hornea por 25 minutos.

6. Sirva inmediatamente.

Información nutricional: Calorías: 201, Grasas: 17 g, Carbohidratos: 15 g, Proteínas: 13 g, Azúcares: 7 g, Sodio: 10 mg

Pollo Asado Balsámico Porciones: 4

Ingredientes:

1 cucharada. romero fresco picado

1 diente de ajo picado

Pimienta negra

1 cucharada. aceite de oliva

1 cucharadita azúcar morena

6 ramitas de romero

1 pollo entero

½ taza vinagre balsámico

Direcciones:

1. Combine el ajo, el romero picado, la pimienta negra y el aceite de oliva.

Frote el pollo con la mezcla de aceite de oliva a base de hierbas.

2. Ponga 3 ramitas de romero en la cavidad del pollo.

3. Coloque el pollo en una bandeja para hornear y ase a 400F durante aproximadamente 1 hora. 30 minutos.

4. Cuando el pollo esté dorado y los jugos salgan claros, transfiéralo a una fuente para servir.

5. En una cacerola disuelva el azúcar en vinagre balsámico a fuego lento.

No hierva.

6. Corte el pollo y cubra con la mezcla de vinagre.

Información nutricional: Calorías: 587, Grasas: 37,8 g, Carbohidratos: 2,5 g, Proteínas: 54,1

g, Azúcares: 0 g, Sodio: 600 mg

Porciones de bistec y champiñones Porciones: 4

Tiempo de cocción: 15 minutos

Ingredientes:

2 cucharadas de aceite de oliva

8 oz. champiñones, en rodajas

½ cucharadita de ajo en polvo

1 libra de bistec, cortado en cubos

1 cucharadita (5 ml) de salsa Worcestershire

Pimienta al gusto

Direcciones:

1. Precaliente su freidora a 400 grados F.

2. Combine todos los ingredientes en un tazón.

3. Transfiera a la canasta de la freidora.

4. Cocine por 15 minutos, agitando la canasta dos veces.

Extremidades de carne Porciones: 4

Tiempo de cocción: 12 minutos

Ingredientes:

2 cucharaditas de cebolla en polvo

1 cucharadita de ajo en polvo

2 cucharaditas de romero picado

1 cucharadita de pimentón

2 cucharadas de amino de coco bajo en sodio

Pimienta al gusto

1 libra de bistec, cortado en tiras

Direcciones:

1. Mezcle todas las especias y condimentos en un bol.

2. Agregue las tiras de bistec.

3. Deje marinar durante 10 minutos.

4. Agregue a la canasta de la freidora.

5. Cocine a 380 grados F durante 12 minutos, agitando una o dos veces a la mitad de la cocción.

Porciones de Pollo con Durazno Porciones: 4-5

Ingredientes:

2 dientes de ajo picados

¼ c. vinagre balsámico

4 duraznos en rodajas

4 pechugas de pollo deshuesadas y sin piel

¼ c. albahaca picada

1 cucharada. aceite de oliva

1 chalota picada

¼ de cucharadita pimienta negra

Direcciones:

1. Calentar el aceite en una cacerola a fuego medio-alto.

2. Agregue la carne y sazone con pimienta negra; freír durante 8 minutos por cada lado y dejar reposar en un plato.

3. En la misma sartén, agregue la chalota y el ajo; revuelva y cocine por 2 minutos.

4. Agregue los duraznos; revuelva y cocine por 4-5 minutos más.

5. Agregue el vinagre, el pollo cocido y la albahaca; revuelva y cocine a fuego lento tapado durante 3-4 minutos más.

6. Sirva caliente.

Información nutricional: Calorías: 270, Grasas: 0 g, Carbohidratos: 6,6 g, Proteínas: 1,5 g, Azúcares: 24 g, Sodio: 87 mg

Porciones de carne molida de cerdo

Porciones: 4

Tiempo de cocción: 15 minutos

Ingredientes:

2 dientes de ajo picados

2 chiles rojos picados

2 cucharadas de aceite de oliva

2 libras de carne de cerdo para estofado, molida

1 pimiento rojo picado

1 pimiento verde picado

1 tomate en cubos

½ taza de champiñones, cortados por la mitad

Una pizca de sal marina y pimienta negra.

1 cucharada de albahaca picada

2 cucharadas de aminoácidos de coco

Direcciones:

1. Calentar una sartén con el aceite a fuego medio, agregar el ajo, los chiles, los pimientos morrones, el tomate y los champiñones y sofreír por 5

minutos.

2. Agrega la carne y el resto de los ingredientes, revuelve, cocina a fuego medio por 10 minutos más, divide en platos y sirve.

Información nutricional: calorías 200, grasa 3, fibra 5, carbohidratos 7, proteína 17

Cerdo con perejil y alcachofas Porciones: 4

Tiempo de cocción: 35 minutos

Ingredientes:

2 cucharadas de vinagre balsámico

1 taza de corazones de alcachofa en lata, escurridos y cortados en cuartos 2 cucharadas de aceite de oliva

2 libras de carne de cerdo para estofado, en cubos

2 cucharadas de perejil picado

1 cucharadita de comino, molido

1 cucharadita de cúrcuma en polvo

2 dientes de ajo picados

Una pizca de sal marina y pimienta negra.

Direcciones:

1. Calentar una sartén con el aceite a fuego medio, agregar la carne y dorar por 5 minutos.

2. Agrega las alcachofas, el vinagre y los demás ingredientes, revuelve, cocina a fuego medio por 30 minutos, divide en platos y sirve.

Información nutricional: calorías 260, grasa 5, fibra 4, carbohidratos 11, proteína 20

Cerdo con batatas y tomillo Porciones: 4

Tiempo de cocción: 35 minutos

Ingredientes:

2 batatas, peladas y cortadas en gajos 4 chuletas de cerdo

3 cebolletas picadas

1 cucharada de tomillo picado

2 cucharadas de aceite de oliva

4 dientes de ajo picados

Una pizca de sal marina y pimienta negra.

½ taza de caldo de verduras

½ cucharada de cebollino picado

Direcciones:

1. En una fuente para asar, combine las chuletas de cerdo con las papas y los otros ingredientes, mezcle suavemente y cocine a 390 grados F por 35 minutos.

2. Divida todo entre platos y sirva.

Información nutricional: calorías 210, grasa 12.2, fibra 5.2, carbohidratos 12, proteína 10

Mezcla de cerdo al curry Porciones: 4

Tiempo de cocción: 30 minutos

Ingredientes:

2 cucharadas de aceite de oliva

4 cebolletas picadas

2 dientes de ajo picados

2 libras de carne de cerdo para estofado, en cubos

2 cucharadas de pasta de curry rojo

1 cucharadita de pasta de chile

2 cucharadas de vinagre balsámico

¼ taza de caldo de verduras

¼ taza de perejil picado

Direcciones:

1. Calentar una sartén con el aceite a fuego medio-alto, agregar las cebolletas y el ajo y sofreír por 5 minutos.

2. Agrega la carne y dora por 5 minutos más.

3. Agregue los ingredientes restantes, mezcle, cocine a fuego medio durante 20 minutos, divida en platos y sirva.

Información nutricional: calorías 220, grasa 3, fibra 4, carbohidratos 7, proteína 12

Pollo Salteado Y Brócoli Porciones: 4

Tiempo de cocción: 10 minutos

Ingredientes:

3 cucharadas de aceite de oliva extra virgen

1½ tazas de floretes de brócoli

680 g (1½ libras) de pechugas de pollo deshuesadas y sin piel, cortadas en trozos pequeños

½ cebolla picada

½ cucharadita de sal marina

⅛ cucharadita de pimienta negra recién molida

3 dientes de ajo picados

2 tazas de arroz integral cocido

Direcciones:

1. Caliente el aceite de oliva en una sartén antiadherente grande a fuego medio-alto hasta que brille.

2. Agregue el brócoli, el pollo y la cebolla a la sartén y revuelva bien.

Sazone con sal marina y pimienta negra.

3. Sofría durante unos 8 minutos o hasta que el pollo esté dorado y bien cocido.

4. Agregue el ajo y cocine por 30 segundos, revolviendo constantemente, o hasta que el ajo esté fragante.

5. Retirar del fuego a un plato y servir sobre el arroz integral cocido.

Información nutricional: calorías: 344; grasas: 14,1 g; proteína: 14,1 g; carbohidratos: 40,9 g; fibra: 3,2 g; azúcar: 1,2 g; sodio: 275 mg

Porciones de pollo y brócoli Porciones: 4

Ingredientes:

2 dientes de ajo picados

4 pechugas de pollo deshuesadas y sin piel

½ taza crema de coco

1 cucharada. orégano picado

2 c. floretes de brócoli

1 cucharada. aceite de oliva ecológico

1 c. cebollas rojas picadas

Direcciones:

1. Caliente una sartén mientras usa el aceite a fuego medio-alto, agregue las pechugas de pollo y cocine por 5 minutos por cada lado.

2. Agregue la cebolla y el ajo, revuelva y cocine por 5 minutos más.

3. Agrega el orégano, el brócoli y la crema, revuelve todo, cocina por diez minutos más, divide en platos y sirve.

4. ¡Disfruta!

Información nutricional: Calorías: 287, Grasas: 10 g, Carbohidratos: 14 g, Proteínas: 19 g, Azúcares: 10 g, Sodio: 1106 mg

Pollo al horno mediterráneo con verduras

Porciones: 4

Tiempo de cocción: 20 minutos

Ingredientes:

4 (4 onzas / 113 g) de pechugas de pollo deshuesadas y sin piel 2 cucharadas de aceite de aguacate

1 taza de champiñones cremini en rodajas

1 taza de espinaca fresca picada empaquetada

1 pinta de tomates cherry, cortados por la mitad

½ taza de albahaca fresca picada

½ cebolla morada, finamente rebanada

4 dientes de ajo picados

2 cucharaditas de vinagre balsámico

Direcciones:

1. Precaliente el horno a 400ºF (205ºC).

2. Coloque la pechuga de pollo en una fuente para hornear grande y úntela generosamente con aceite de aguacate.

3. Mezcle los champiñones, las espinacas, los tomates, la albahaca, la cebolla roja, los clavos y el vinagre en un tazón mediano y mezcle para combinar. Esparce cada pechuga de pollo con ¼ de la mezcla de verduras.

4. Hornee en el horno precalentado durante unos 20 minutos, o hasta que la temperatura interna alcance al menos 165ºF (74ºC) y los jugos salgan claros al pincharlos con un tenedor.

5. Deje reposar el pollo durante 5 a 10 minutos antes de cortarlo para servirlo.

Información nutricional: calorías: 220; grasas: 9,1 g; proteína: 28,2 g; carbohidratos: 6,9 g; fibra: 2,1 g; azúcar: 6,7 g; sodio: 310 mg

Drummies de pollo de Hidden Valley Porciones: 6 - 8

Ingredientes:

2 cucharadas Salsa picante

½ taza mantequilla derretida

Tallos de apio

2 paquetes de mezcla seca de aderezo Hidden Valley

3 cucharadas Vinagre

12 muslos de pollo

Pimenton

Direcciones:

1. Precaliente el horno a 350 ° F.

2. Enjuague y seque el pollo.

3. En un bol licuar el aderezo seco, la mantequilla derretida, el vinagre y la salsa picante. Revuelva hasta que esté combinado.

4. Coloque las baquetas en una bolsita de plástico grande, vierta la salsa sobre las baquetas. Masajea la salsa hasta que las baquetas estén cubiertas.

5. Coloque el pollo en una sola capa en una fuente para hornear. Espolvorea con pimentón.

6. Hornee durante 30 minutos, volteando hasta la mitad.

7. Sirva con crudité o ensalada.

Información nutricional: Calorías: 155, Grasas: 18 g, Carbohidratos: 96 g, Proteínas: 15 g, Azúcares: 0,7 g, Sodio: 340 mg

Pollo Balsámico Y Frijoles Porciones: 4

Ingredientes:

1 libra de judías verdes frescas cortadas

¼ c. vinagre balsámico

2 chalotas en rodajas

2 cucharadas Hojuelas de pimienta roja

4 pechugas de pollo deshuesadas y sin piel

2 dientes de ajo picados

3 cucharadas Aceite de oliva virgen extra

Direcciones:

1. Combine 2 cucharadas de aceite de oliva con el vinagre balsámico, el ajo y las chalotas. Viértelo sobre las pechugas de pollo y refrigere durante la noche.

2. Al día siguiente, precaliente el horno a 375 ° F.

3. Saque el pollo de la marinada y colóquelo en una fuente para hornear poco profunda. Deseche el resto de la marinada.

4. Hornee en el horno durante 40 minutos.

5. Mientras se cocina el pollo, hierva una olla grande con agua.

6. Coloque las judías verdes en el agua y déjelas cocinar durante cinco minutos y luego escurra.

7. Caliente una cucharada de aceite de oliva en la olla y devuelva las judías verdes después de enjuagarlas.

8. Mezcle con hojuelas de pimiento rojo.

Información nutricional: Calorías: 433, Grasas: 17,4 g, Carbohidratos: 12,9 g, Proteínas: 56,1

g, Azúcares: 13 g, Sodio: 292 mg

Porciones de cerdo italiano Porciones: 6

Tiempo de cocción: 1 hora

Ingredientes:

2 libras de cerdo asado

3 cucharadas de aceite de oliva

2 cucharaditas de orégano seco

1 cucharada de condimento italiano

1 cucharadita de romero seco

1 cucharadita de albahaca seca

3 dientes de ajo picados

¼ taza de caldo de verduras

Una pizca de sal y pimienta negra.

Direcciones:

1. En una bandeja para hornear, combine el asado de cerdo con el aceite, el orégano y los otros ingredientes, mezcle y hornee a 390 grados F durante 1 hora.

2. Cortar el asado en rodajas, dividirlo junto con los demás ingredientes entre platos y servir.

Información nutricional: calorías 580, grasa 33.6, fibra 0.5, carbohidratos 2.3, proteína 64.9

Pollo Y Coles De Bruselas Porciones: 4

Ingredientes:

1 manzana sin corazón, pelada y picada

1 cebolla amarilla picada

1 cucharada. aceite de oliva ecológico

3 c. coles de Bruselas ralladas

1 libra de carne de pollo molida

Pimienta negra

Direcciones:

1. Caliente una sartén mientras usa aceite a fuego medio-alto, agregue el pollo, revuelva y dore por 5 minutos.

2. Agregue las coles de Bruselas, la cebolla, la pimienta negra y la manzana, revuelva, cocine por 10 minutos, divida en tazones y sirva.

3. ¡Disfruta!

Información nutricional: Calorías: 200, Grasas: 8 g, Carbohidratos: 13 g, Proteínas: 9 g, Azúcares: 3.3 g, Sodio: 194 mg

Ingredientes de Chicken Divan

1 c. picatostes

1 c. trozos de brócoli cocidos y cortados en cubitos

½ taza agua

1 c. queso cheddar rallado extra fuerte

½ libra de trozos de pollo cocido deshuesados y sin piel 1 lata de sopa de champiñones

Direcciones:

1. Precaliente el horno a 350 ° F

2. En una olla grande, caliente la sopa y el agua. Agrega el pollo, el brócoli y el queso. Combine bien.

3. Vierta en una fuente para hornear engrasada.

4. Coloque los picatostes sobre la mezcla.

5. Hornee por 30 minutos o hasta que la cazuela burbujee y los picatostes estén dorados.

Información nutricional: Calorías: 380, Grasas: 22 g, Carbohidratos: 10 g, Proteínas: 25 g, Azúcares: 2 g, Sodio: 475 mg

Porciones de pollo parmesano Porciones: 4

Tiempo de cocción: 10 minutos

Ingredientes:

4 filetes de pechuga de pollo

2 cucharaditas de ajo en polvo

2 cucharaditas de condimento italiano

Pimienta al gusto

¼ taza de queso parmesano

½ taza de pan rallado

1 taza de pan rallado

2 huevos batidos

Spray para cocinar

Direcciones:

1. Aplana la pechuga de pollo con un mazo de carne.

2. Sazone con ajo en polvo, condimento italiano y pimienta.

3. Mezcle la harina de almendras y el queso parmesano en un bol.

4. Agregue los huevos a otro tazón.

5. Sumerja el filete de pollo en los huevos y luego en la harina.

6. Rocíe con aceite.

7. Coloque en la freidora.

8. Cocine a 350 grados F durante 10 minutos por lado.

Suntuoso pollo al curry indio porciones

Porciones: 6

Tiempo de cocción: 20 minutos

Ingredientes:

2 cucharadas de aceite de coco, divididas

2 (4 onzas / 113 g) de pechugas de pollo deshuesadas y sin piel, cortadas en trozos pequeños

2 zanahorias medianas, cortadas en cubitos

1 cebolla blanca pequeña, cortada en cubitos

1 cucharada de jengibre fresco picado

6 dientes de ajo picados

1 taza de guisantes dulces, cortados en cubitos

1 lata (5,4 onzas / 153 g) de crema de coco sin azúcar 1 cucharada de salsa de pescado sin azúcar

1 taza de caldo de pollo bajo en sodio

½ taza de tomates cortados en cubitos, con jugo

1 cucharada de curry en polvo

¼ de cucharadita de sal marina

Pizca de pimienta de cayena, al gusto

Pimienta negra recién molida, al gusto

¼ taza de agua filtrada

Direcciones:

1. Caliente 1 cucharada de aceite de coco en una sartén antiadherente a fuego medio-alto hasta que se derrita.

2. Agregue las pechugas de pollo a la sartén y cocine por 15 minutos o hasta que un termómetro de lectura instantánea insertado en la parte más gruesa de las pechugas de pollo registre al menos 165ºF (74ºC). Dale la vuelta a las pechugas de pollo a la mitad del tiempo de cocción.

3. Mientras tanto, en una sartén aparte, caliente el aceite de coco restante a fuego medio hasta que se derrita.

4. Agregue las zanahorias, la cebolla, el jengibre y el ajo a la sartén y saltee durante 5 minutos o hasta que estén fragantes y la cebolla esté transparente.

5. Agregue los guisantes, la crema de coco, la salsa de pescado, el caldo de pollo, los tomates, el curry en polvo, la sal, la pimienta de cayena, la pimienta negra y el agua a la sartén. Revuelva para mezclar bien.

6. Llevar a ebullición. Reduzca el fuego a medio-bajo y luego cocine a fuego lento durante 10 minutos.

7. Agregue el pollo cocido a la segunda sartén, luego cocine por 2

más minutos para combinar bien.

8. Vierta el curry en un plato grande y sírvalo inmediatamente.

Información nutricional: calorías: 223; grasas: 15,7 g; proteína: 13,4 g; carbohidratos: 9.4g

; fibra: 3,0 g; azúcar: 2,3 g; sodio: 673 mg

Cerdo con Salsa Balsámica de Cebolla

Porciones: 4

Tiempo de cocción: 35 minutos

Ingredientes:

1 cebolla amarilla picada

4 cebolletas picadas

2 cucharadas de aceite de aguacate

1 cucharada de romero picado

1 cucharada de ralladura de limón rallada

2 libras de cerdo asado, en rodajas

2 cucharadas de vinagre balsámico

½ taza de caldo de verduras

Una pizca de sal marina y pimienta negra.

Direcciones:

1. Calentar una sartén con el aceite a fuego medio, agregar la cebolla y las cebolletas y sofreír por 5 minutos.

2. Agregue el resto de los ingredientes excepto la carne, revuelva y cocine a fuego lento durante 5 minutos.

3. Agregue la carne, revuelva suavemente, cocine a fuego medio por 25 minutos, divida en platos y sirva.

Información nutricional: calorías 217, grasa 11, fibra 1, carbohidratos 6, proteína 14

373. pastel de carne Porciones: 4

Tiempo de cocción: 30 minutos

Ingredientes:

1 libra de carne molida magra

3 cucharadas de pan rallado

1 cebolla picada

1 cucharada de tomillo fresco picado

Ajo en polvo al gusto

Pimienta al gusto

2 champiñones picados

1 cucharada de aceite de oliva

Direcciones:

1. Precaliente su freidora a 392 grados F.

2. Combine todos los ingredientes en un tazón.

3. Presione la mezcla en un molde para pan pequeño.

4. Agregue la sartén a la canasta de la freidora.

5. Cocine por 30 minutos.

Carne De Cerdo Con Peras Y Jengibre

Porciones: 4

Tiempo de cocción: 35 minutos

Ingredientes:

2 cebollas verdes picadas

2 cucharadas de aceite de aguacate

2 libras de cerdo asado, en rodajas

½ taza de aminoácidos de coco

1 cucharada de jengibre picado

2 peras, sin corazón y cortadas en gajos

¼ taza de caldo de verduras

1 cucharada de cebollino picado

Direcciones:

1. Calentar una sartén con el aceite a fuego medio, agregar la cebolla y la carne y dorar 2 minutos por cada lado.

2. Agregue el resto de los ingredientes, mezcle suavemente y hornee a 390

grados F durante 30 minutos.

3. Repartir la mezcla entre platos y servir.

Información nutricional: calorías 220, grasa 13.3, fibra 2, carbohidratos 16.5, proteína 8

Porciones de pollo con mantequilla Porciones:6

Ingredientes:

8 dientes de ajo finamente picados

¼ c. mantequilla sin sal, baja en grasa, picada

Pimienta negra recién molida

6 onzas. muslos de pollo deshuesados y sin piel

1 cucharadita pimienta con limón

Direcciones:

1. En una olla de cocción lenta grande, coloque los muslos de pollo.

2. Cubra los muslos de pollo con mantequilla de manera uniforme.

3. Espolvoree el ajo, la pimienta de limón y la pimienta negra de manera uniforme.

4. Ponga la olla de cocción lenta a fuego lento.

5. Tape y cocine durante aproximadamente 6 horas.

Información nutricional: Calorías: 438, Grasas: 28 g, Carbohidratos: 14 g, Proteínas: 30 g, Azúcares: 2 g, Sodio: 700 mg

Alitas de pollo calientes Porciones: 4 - 5

Ingredientes:

2 cucharadas Cariño

½ barra de margarina

2 cucharadas pimienta de cayena

1 botella de salsa picante durkee

10-20 alitas de pollo

10 batidos de salsa Tabasco

Direcciones:

1. En una olla honda, caliente el aceite de canola. Fríe las alitas hasta que estén cocidas, aproximadamente 20 minutos.

2. En un tazón mediano, mezcle la salsa picante, la miel, el tabasco y la pimienta de cayena. Mezclar bien.

3. Coloque las alitas cocidas sobre toallas de papel. Escurre el exceso de aceite.

4. Mezcle las alitas de pollo en la salsa hasta que estén cubiertas uniformemente.

<u>Información nutricional:</u> Calorías: 102, Grasas: 14 g, Carbohidratos: 55 g, Proteínas: 23 g, Azúcares: 0.3 g, Sodio: 340 mg

Pollo, pasta y guisantes porciones: 1-2

Ingredientes:

Pimienta molida fresca

2 ½ taza pasta penne

1 frasco estándar de salsa para pasta de tomate y albahaca 1 c. guisantes de nieve cortados por la mitad y recortados

1 libra de pechugas de pollo

1 cucharadita aceite de oliva

Direcciones:

1. En una sartén mediana, caliente el aceite de oliva. Sazone las pechugas de pollo con sal y pimienta. Cocine las pechugas de pollo hasta que estén bien cocidas durante aproximadamente 5 a 7 minutos por cada lado.

2. Cocine la pasta de acuerdo con las instrucciones del paquete. Cocine los guisantes con la pasta.

3. Saque 1 taza de agua de pasta. Escurrir la pasta y los guisantes, reservar.

4. Una vez que el pollo esté cocido, córtelo en rodajas en diagonal.

5. Vuelva a colocar el pollo en la sartén. Agrega la salsa para pasta. Si la mezcla parece seca.

6. Agregue un poco del agua de la pasta hasta obtener la consistencia deseada. Calentar juntos.

7. Dividir en tazones y servir inmediatamente.

Información nutricional: Calorías: 140, Grasas: 17 g, Carbohidratos: 52 g, Proteínas: 34 g, Azúcares: 2,3 g, Sodio: 400 mg

378. Albóndiga Porciones: 4

Tiempo de cocción: 15 minutos

Ingredientes:

Spray para cocinar

2 libras de carne molida magra

¼ de taza de cebolla picada

2 dientes de ajo picados

2 cucharadas de perejil picado

Pimienta al gusto

½ cucharadita de hojuelas de pimiento rojo

1 cucharadita de condimento italiano

Direcciones:

1. Rocíe la canasta de la freidora con aceite.

2. En un bol, mezcle los ingredientes restantes.

3. Forme albóndigas con la mezcla.

4. Agregue a la canasta de la freidora.

5. Cocine durante 15 minutos, agitando una o dos veces.

Alitas de pollo con albaricoque Porciones: 3 - 4

Ingredientes:

1 tarro mediano de confitura de albaricoque

1 paquete de mezcla de sopa seca de cebolla Lipton

1 botella mediana de aderezo ruso

2 libras. alitas de pollo

Direcciones:

1. Precaliente el horno a 350 ° F.

2. Enjuague y seque las alitas de pollo.

3. Coloque las alitas de pollo en una bandeja para hornear, de una sola capa.

4. Hornee por 45 - 60 minutos, volteando a la mitad.

5. En un tazón mediano, combine la mezcla para sopa Lipton, la conserva de albaricoque y el aderezo ruso.

6. Una vez que las alitas estén cocidas, mezcle con la salsa, hasta que las piezas estén cubiertas.

7. Sirva inmediatamente con una guarnición.

<u>Información nutricional:</u> Calorías: 162, Grasas: 17 g, Carbohidratos: 76 g,
Proteínas: 13 g, Azúcares: 24 g, Sodio: 700 mg

Muslos de pollo Porciones: 4

Tiempo de cocción: 20 minutos

Ingredientes:

4 filetes de muslo de pollo

2 cucharaditas de aceite de oliva

1 cucharadita de ajo en polvo

1 cucharadita de pimentón

Pimienta al gusto

Direcciones:

1. Precaliente su freidora a 400 grados F.

2. Cubra el pollo con aceite.

3. Espolvoree ambos lados del pollo con ajo en polvo, pimentón y pimienta.

4. Freír al aire durante 20 minutos.

Pollo Crujiente Porciones: 4

Tiempo de cocción: 10 minutos

Ingredientes:

1 libra de filetes de pollo

1 cucharada de aceite de oliva

Empanado

¼ de taza de pan rallado

1 cucharadita de pimentón

Pimienta al gusto

¼ de cucharadita de ajo en polvo

¼ de cucharadita de cebolla en polvo

Pizca de pimienta de cayena

Direcciones:

1. Precaliente su freidora a 390 grados F.

2. Cubra el pollo con aceite de oliva.

3. En un tazón, combine los ingredientes para empanizar.

4. Cubra el pollo con empanizado.

5. Coloque en la canasta de la freidora.

6. Cocine de 3 a 5 minutos.

7. Voltee y cocine por otros 3 minutos.

Champion Chicken Pockets Porciones: 4

Ingredientes:

½ taza brócoli picado

2 rondas de pan de pita integral partidas a la mitad

¼ c. aderezo ranch para ensaladas reducido en grasa embotellado ¼ c. nueces o nueces picadas

1 ½ taza pollo cocido picado

¼ c. yogur natural bajo en grasa

¼ c. zanahoria rallada

Direcciones:

1. En un tazón pequeño, mezcle el yogur y el aderezo para ensalada.

2. En un tazón mediano combine el pollo, el brócoli, la zanahoria y, si lo desea, las nueces. Vierta la mezcla de yogur sobre el pollo; revuelva para cubrir.

3. Con una cuchara, vierta la mezcla de pollo en mitades de pita.

Información nutricional: Calorías: 384, Grasas: 11,4 g, Carbohidratos: 7,4 g, Proteínas: 59,3 g, Azúcares: 1,3 g, Sodio: 368,7 mg

Bocaditos de pollo a la parrilla en la estufa

Porciones: 4

Ingredientes:

1 pimiento morrón mediano cortado en cubitos

1 cucharada. aceite de canola

1 c. salsa barbacoa picante, dulce y picante Pimienta negra recién molida

1 cebolla mediana picada

1 libra de pechugas de pollo deshuesadas y sin piel

3 dientes de ajo picados

Direcciones:

1. Lave las pechugas de pollo y séquelas. Cortar en trozos del tamaño de un bocado.

2. Caliente el aceite en una sartén grande a fuego medio. Agregue el pollo, la cebolla, el ajo y el pimiento, y cocine, revolviendo, durante 5 minutos.

3. Agregue la salsa barbacoa y revuelva para combinar. Reduzca el fuego a medio-bajo y tape la sartén. Cocine, revolviendo con frecuencia, hasta que el pollo esté completamente cocido, aproximadamente 15 minutos.

4. Retirar del fuego. Sazone al gusto con pimienta negra recién molida y sirva inmediatamente.

Información nutricional: Calorías: 191, Grasas: 5 g, Carbohidratos: 8 g, Proteínas: 27 g, Azúcares: 0 g, Sodio: 480 mg

Mezcla de pollo y rábano Porciones: 4

Ingredientes:

10 rábanos cortados a la mitad

1 cucharada. aceite de oliva ecológico

2 cucharadas Cebollino picado

1 c. caldo de pollo bajo en sodio

4 cosas de pollo

Pimienta negra

Direcciones:

1. Calentar una sartén con todo el aceite a fuego medio-alto, agregar el pollo, sazonar con pimienta negra y dorar durante 6 minutos por cada lado.

2. Agregue el caldo y los rábanos, reduzca el fuego a medio y cocine a fuego lento durante veinte minutos.

3. Agregue las cebolletas, mezcle, divida en platos y sirva.

4. ¡Disfruta!

Información nutricional: Calorías: 247, Grasas: 10 g, Carbohidratos: 12 g, Proteínas: 22 g, Azúcares: 1,1 g, Sodio: 673 mg

Porciones de pollo Katsu Porciones: 4

Tiempo de cocción: 20 minutos

Ingredientes:

Salsa katsu

2 cucharadas de salsa de soja

½ taza de salsa de tomate

1 cucharada de jerez

1 cucharada de azúcar morena

2 cucharaditas de salsa Worcestershire

1 cucharadita de ajo picado

Pollo

1 libra de filete de pechuga de pollo, en rodajas

Pimienta al gusto

Pizca de ajo en polvo

1 cucharada de aceite de oliva

1 ½ tazas de pan rallado

Spray para cocinar

Direcciones:

1. Combine los ingredientes de la salsa katsu en un tazón. Dejar de lado.

2. Precaliente su freidora a 350 grados F.

3. Sazone el pollo con pimienta.

4. Cubra el pollo con aceite y drague con pan rallado.

5. Coloque en la canasta de la freidora.

6. Rocíe con aceite.

7. Cocine en la freidora durante 10 minutos por lado.

8. Sirva con salsa.

Estofado de pollo y camote Raciones: 4

Tiempo de cocción: 40 minutos

Ingredientes:

1 cucharada de aceite de oliva virgen extra

2 dientes de ajo, en rodajas

1 cebolla blanca picada

14 onzas (397 g) de tomates picados

2 cucharadas de hojas de romero picadas

Sal marina y pimienta negra molida, al gusto

4 muslos de pollo sin piel de corral

4 batatas, peladas y cortadas en cubos

2 cucharadas de hojas de albahaca

Direcciones:

1. Precaliente el horno a 375 ° F (190ºC).

2. Caliente el aceite de oliva en una sartén antiadherente a fuego medio hasta que brille.

3. Agregue el ajo y la cebolla a la sartén y saltee durante 5 minutos o hasta que estén fragantes y la cebolla esté transparente.

4. Agregue los tomates, el romero, la sal y la pimienta negra molida y cocine por 15 minutos o hasta que espese un poco.

5. Coloque los muslos de pollo y las batatas en una bandeja para hornear, luego vierta la mezcla en la sartén sobre el pollo y las batatas. Revuelva para cubrir bien. Vierta suficiente agua para asegurarse de que el líquido cubra el pollo y las batatas.

6. Hornee en el horno precalentado durante 20 minutos o hasta que la temperatura interna del pollo alcance al menos 165ºF (74ºC).

7. Retire la bandeja para hornear del horno y viértalas en un tazón grande. Espolvorear con albahaca y servir.

Información nutricional: calorías: 297; grasas: 8,7 g; proteína: 22,2 g; carbohidratos: 33,1 g

; fibra: 6,5 g; azúcar: 9,3 g; sodio: 532 mg

Costillas de Res con Romero Porciones: 4

Tiempo de cocción: 2 horas.

Ingredientes:

680 g (1½ libras) de costillas de res sin hueso

½ cucharadita de ajo en polvo

1 cucharadita de sal

½ cucharadita de pimienta negra recién molida

2 cucharadas de aceite de oliva

2 tazas de caldo de res bajo en sodio

1 taza de vino tinto

4 ramitas de romero

Direcciones:

1. Precaliente el horno a 350ºF (180ºC).

2. En una superficie de trabajo limpia, frote las costillas con ajo en polvo, sal y pimienta negra. Deje reposar durante 10 minutos.

3. Caliente el aceite de oliva en una sartén para horno a fuego medio-alto.

4. Agregue las costillas y dore durante 5 minutos o hasta que estén bien doradas.

Dale la vuelta a las costillas a la mitad. Transfiera las costillas a un plato y reserve.

5. Vierta el caldo de res y el vino tinto en la sartén. Revuelva para combinar bien y deje hervir. Baje el fuego a bajo y cocine a fuego lento durante 10

minutos hasta que la mezcla se reduzca a dos tercios.

6. Vuelva a poner las costillas en la sartén. Agrega las ramitas de romero. Ponga la tapa de la sartén, luego cocine a fuego lento en el horno precalentado durante 2 horas hasta que la temperatura interna de las costillas sea de 165ºF (74ºC).

7. Transfiera las costillas a un plato grande. Desecha las ramitas de romero.

Vierta el líquido de cocción y sirva caliente.

Información nutricional: calorías: 731; grasas: 69,1 g; carbohidratos: 2,1 g; fibra: 0 g; proteína: 25,1 g; sodio: 781 mg

Frittata de pollo, pimiento morrón y espinacas

Porciones: 8

Ingredientes:

¾ c. espinaca picada congelada

¼ de cucharadita polvo de ajo

¼ c. cebolla morada picada

1 1/3 taza pollo cocido finamente picado

8 huevos

Pimienta negra recién molida

1½ taza pimiento rojo picado y sin semillas

Direcciones:

1. Engrase una olla de cocción lenta grande.

2. En un bol, agregue los huevos, el ajo en polvo y la pimienta negra y bata bien.

3. Coloque los ingredientes restantes en la olla de cocción lenta preparada.

4. Vierta la mezcla de huevo sobre la mezcla de pollo y revuelva suavemente para combinar.

5. Cubra y cocine durante aproximadamente 2-3 horas.

Información nutricional: Calorías: 250,9, Grasas: 16,3 g, Carbohidratos: 10,8 g, Proteínas: 16,2 g, Azúcares: 4 g, Sodio: 486 mg

Dal de pollo asado Porciones: 4

Ingredientes:

15 oz. lentejas enjuagadas

¼ c. yogur natural bajo en grasa

1 cebolla pequeña picada

4 c. pollo deshuesado, sin piel y asado 2 cdtas. polvo de curry

1 ½ cucharaditas. Aceite de canola

14 oz. tomates cortados en cubitos asados al fuego

¼ de cucharadita sal

Direcciones:

1. Caliente el aceite en una cacerola grande y pesada a fuego medio-alto.

2. Agregue la cebolla y cocine, revolviendo, hasta que se ablanden pero no se doren, de 3 a 4 minutos.

3. Agregue el curry en polvo y cocine, revolviendo, hasta que se combine con la cebolla e intensamente aromático, de 20 a 30 segundos.

4. Agregue las lentejas, los tomates, el pollo y la sal y cocine, revolviendo con frecuencia, hasta que esté completamente caliente.

5. Retire del fuego y agregue el yogur. Servir inmediatamente.

Información nutricional: Calorías: 307, Grasas: 6 g, Carbohidratos: 30 g, Proteínas: 35 g, Azúcares: 0.1 g, Sodio: 361 mg

Taquitos de pollo Porciones: 6

Tiempo de cocción: 20 minutos

Ingredientes:

1 cucharadita de aceite vegetal

1 cebolla picada

2 cucharadas de chile verde picado

1 diente de ajo picado

1 taza de pollo cocido

2 cucharadas de salsa picante

½ taza de mezcla de queso con bajo contenido de sodio

Pimienta al gusto

Tortillas de maíz, calentadas

Spray para cocinar

Direcciones:

1. Vierta en una sartén a fuego medio.

2. Cocine la cebolla, el chile verde y el ajo durante 5 minutos, revolviendo con frecuencia.

3. Agregue el resto de los ingredientes excepto las tortillas.

4. Cocine por 3 minutos.

5. Agregue la mezcla encima de las tortillas.

6. Enrolle las tortillas.

7. Precaliente su freidora a 400 grados F.

8. Coloque en la canasta de la freidora.

9. Cocine por 10 minutos.

10..

Porciones de cerdo al orégano

Porciones: 4

Tiempo de cocción: 8 horas.

Ingredientes:

2 libras de cerdo asado, en rodajas

2 cucharadas de orégano picado

¼ taza de vinagre balsámico

1 taza de pasta de tomate

1 cucharada de pimentón dulce

1 cucharadita de cebolla en polvo

2 cucharadas de chile en polvo

2 dientes de ajo picados

Una pizca de sal y pimienta negra.

Direcciones:

1. En su olla de cocción lenta, combine el asado con el orégano, el vinagre y los demás ingredientes, mezcle, tape y cocine a temperatura baja durante 8 horas.

2. Divida todo entre platos y sirva.

Información nutricional: calorías 300, grasa 5, fibra 2, carbohidratos 12, proteína 24

Horneado de pollo y aguacate Porciones: 4

Ingredientes:

2 tallos de cebolla verde en rodajas finas

Puré de aguacate

170 g de yogur griego desnatado

1 ¼ g de sal

4 pechugas de pollo

15 g de condimento ennegrecido

Direcciones:

1. Comience poniendo su pechuga de pollo en una bolsa de plástico con cierre hermético con el condimento ennegrecido. Cerrar y agitar, luego marinar durante unos 2-5 minutos.

2. Mientras su pollo se está marinando, continúe y ponga su yogur griego, puré de aguacate y sal en su licuadora y presione hasta que quede suave.

3. Coloque una sartén grande o una sartén de hierro fundido en la estufa a fuego medio, engrase la sartén y cocine el pollo hasta que esté bien cocido. Necesitará unos 5 minutos de cada lado. Sin embargo, trate de no secar los jugos y colóquelo en un plato tan pronto como la carne esté cocida.

4. Cubra con la mezcla de yogur.

Información nutricional: Calorías: 296, Grasas: 13,5 g, Carbohidratos: 6,6 g, Proteínas: 35,37

g, Azúcares: 0,8 g, Sodio: 173 mg

Pechugas de pato asadas con cinco especias

Porciones: 4

Ingredientes:

1 cucharadita polvo de cinco especias

¼ de cucharadita maicena

2 zumo de naranja y ralladura

1 cucharada. salsa de soja reducida en sodio

2 libras. pechuga de pato deshuesada

½ cucharadita sal kosher

2 cucharaditas Cariño

Direcciones:

1. Precaliente el horno a 375 ° F.

2. Coloque el pato con la piel hacia abajo sobre una tabla de cortar. Recorta todo el exceso de piel que cuelga de los lados. Voltee y haga tres cortes diagonales paralelos en la piel de cada pechuga, cortando la grasa pero no la carne. Espolvorea ambos lados con polvo de cinco especias y sal.

3. Coloque el pato con la piel hacia abajo en una sartén refractaria a fuego medio-bajo.

4. Cocine hasta que la grasa se derrita y la piel esté dorada, aproximadamente 10 minutos. Transfiera el pato a un plato; vierta toda la grasa de la sartén. Regrese el pato a la sartén con la piel hacia arriba y transfiéralo al horno.

5. Ase el pato durante 10 a 15 minutos a temperatura media, dependiendo del tamaño de la pechuga, hasta que un termómetro insertado en la parte más gruesa registre 150 ° F.

6. Transfiera a una tabla de cortar; Deje reposar por 5 minutos.

7. Elimine la grasa restante en la sartén (tenga cuidado, el mango aún estará caliente); Coloque la sartén a fuego medio-alto y agregue el jugo de naranja y la miel. Deje hervir a fuego lento, revolviendo para raspar los trozos dorados.

8. Agregue la ralladura de naranja y la salsa de soja y continúe cocinando hasta que la salsa se reduzca ligeramente, aproximadamente 1 minuto. Revuelva la mezcla de maicena y luego mezcle con la salsa; cocine, revolviendo, hasta que espese un poco, 1

minuto.

9. Quite la piel de pato y corte finamente la pechuga. Rocíe con la salsa de naranja.

<u>Información nutricional:</u> Calorías: 152, Grasas: 2 g, Carbohidratos: 8 g, Proteínas: 24 g, Azúcares: 5 g, Sodio: 309 mg

Chuletas de cerdo con salsa de tomate

Porciones: 4

Tiempo de cocción: 15 minutos

Ingredientes:

4 chuletas de cerdo

1 cucharada de aceite de oliva

4 cebolletas picadas

1 cucharadita de comino, molido

½ cucharada de pimentón picante

1 cucharadita de ajo en polvo

Una pizca de sal marina y pimienta negra.

1 cebolla morada pequeña, picada

2 tomates, en cubos

2 cucharadas de jugo de lima

1 jalapeño picado

¼ de taza de cilantro picado

1 cucharada de jugo de lima

Direcciones:

1. Calentar una sartén con el aceite a fuego medio, agregar las cebolletas y sofreír por 5 minutos.

2. Agregue la carne, el comino pimentón, el ajo en polvo, la sal y la pimienta, mezcle, cocine por 5 minutos por cada lado y divida entre platos.

3. En un bol, combine los tomates con el resto de los ingredientes, mezcle, divida junto a las chuletas de cerdo y sirva.

Información nutricional: calorías 313, grasa 23.7, fibra 1.7, carbohidratos 5.9, proteína 19.2

Pollo toscano con tomates, aceitunas y calabacín

Porciones: 4

Tiempo de cocción: 20 minutos

Ingredientes:

4 mitades de pechuga de pollo deshuesadas y sin piel, machacadas hasta que tengan un grosor de ½ a ¾ de pulgada

1 cucharadita de ajo en polvo

½ cucharadita de sal marina

⅛ cucharadita de pimienta negra recién molida

2 cucharadas de aceite de oliva extra virgen

2 tazas de tomates cherry

½ taza de aceitunas verdes en rodajas

1 calabacín picado

¼ taza de vino blanco seco

Direcciones:

1. En una superficie de trabajo limpia, frote las pechugas de pollo con ajo en polvo, sal y pimienta negra molida.

2. Caliente el aceite de oliva en una sartén antiadherente a fuego medio-alto hasta que brille.

3. Agregue el pollo y cocine por 16 minutos o hasta que la temperatura interna alcance al menos 165ºF (74ºC). Dale la vuelta al pollo a la mitad del tiempo de cocción. Transfiera a un plato grande y cubra con papel de aluminio para mantener el calor.

4. Agregue los tomates, las aceitunas y el calabacín a la sartén y saltee durante 4 minutos o hasta que las verduras estén blandas.

5. Agregue el vino blanco a la sartén y cocine a fuego lento durante 1 minuto.

6. Retire el papel de aluminio y cubra el pollo con las verduras y sus jugos, luego sirva caliente.

Información nutricional: calorías: 172; grasas: 11,1 g; proteína: 8,2 g; carbohidratos: 7,9 g; fibra: 2,1 g; azúcar: 4,2 g; sodio: 742 mg

Porciones de ensalada de cerdo Porciones: 4

Tiempo de cocción: 10 minutos

Ingredientes:

1 libra de carne de cerdo para estofado, cortada en tiras

3 cucharadas de aceite de oliva

4 cebolletas picadas

2 cucharadas de jugo de limón

2 cucharadas de vinagre balsámico

2 tazas de lechugas mixtas

1 aguacate, pelado, sin hueso y en cubos aproximadamente 1 pepino, en rodajas

2 tomates, en cubos

Una pizca de sal y pimienta negra.

Direcciones:

1. Caliente una sartén con 2 cucharadas de aceite a fuego medio, agregue las cebolletas, la carne y el jugo de limón, revuelva y cocine por 10

minutos.

2. En una ensaladera, combine las verduras para ensalada con la carne y los ingredientes restantes, mezcle y sirva.

Información nutricional: calorías 225, grasa 6.4, fibra 4, carbohidratos 8, proteína 11

Porciones de cerdo y judías verdes Porciones: 4

Tiempo de cocción: 40 minutos

Ingredientes:

2 libras de carne de cerdo para estofado, en cubos

2 cucharadas de aceite de aguacate

½ taza de ejotes, cortados y cortados por la mitad

2 cucharadas de jugo de lima

1 taza de leche de coco

1 cucharada de romero picado

Una pizca de sal y pimienta negra.

Direcciones:

1. Calentar una sartén con el aceite a fuego medio, agregar la carne y dorar por 5 minutos.

2. Agregue el resto de los ingredientes, mezcle suavemente, lleve a fuego lento y cocine a fuego medio por 35 minutos más.

3. Repartir la mezcla entre platos y servir.

Información nutricional: calorías 260, grasa 5, fibra 8, carbohidratos 9, proteína 13

Raciones de pechuga de pollo Porciones: 4

Tiempo de cocción: 20 minutos

Ingredientes:

4 filetes de pechuga de pollo

½ cucharadita de orégano seco

½ cucharadita de ajo en polvo

Pimienta al gusto

Spray para cocinar

Direcciones:

1. Sazone el pollo con orégano, ajo en polvo y pimienta.

2. Rocíe con aceite.

3. Coloque en la canasta de la freidora.

4. Fríe al aire a 360 grados F durante 10 minutos por lado.

Carne De Cerdo Con Chili Calabacines Y Tomates Porciones: 4

Tiempo de cocción: 35 minutos

Ingredientes:

2 tomates, en cubos

2 libras de carne de cerdo para estofado, en cubos

4 cebolletas picadas

2 cucharadas de aceite de oliva

1 calabacín, en rodajas

Zumo de 1 lima

2 cucharadas de chile en polvo

½ cucharada de comino en polvo

Una pizca de sal marina y pimienta negra.

Direcciones:

1. Calentar una sartén con el aceite a fuego medio, agregar las cebolletas y sofreír por 5 minutos.

2. Agrega la carne y dora por 5 minutos más.

3. Agregue los tomates y los demás ingredientes, mezcle, cocine a fuego medio por 25 minutos más, divida en platos y sirva.

Información nutricional: calorías 300, grasa 5, fibra 2, carbohidratos 12, proteína 14

Cerdo con Aceitunas Porciones: 4

Tiempo de cocción: 40 minutos

Ingredientes:

1 cebolla amarilla picada

4 chuletas de cerdo

2 cucharadas de aceite de oliva

1 cucharada de pimentón dulce

2 cucharadas de vinagre balsámico

¼ taza de aceitunas kalamata, sin hueso y picadas

1 cucharada de cilantro picado

Una pizca de sal marina y pimienta negra.

Direcciones:

1. Calentar una sartén con el aceite a fuego medio, agregar la cebolla y sofreír por 5 minutos.

2. Agrega la carne y dora por 5 minutos más.

3. Agregue el resto de los ingredientes, mezcle, cocine a fuego medio por 30 minutos, divida en platos y sirva.

Información nutricional: calorías 280, grasa 11, fibra 6, carbohidratos 10, proteína 21

Paté de eneldo y salmón

Porciones: 4

Tiempo de cocción: 0 minutos

Ingredientes:

seis onzas de salmón cocido, sin huesos y piel 1 cucharada de eneldo fresco picado

½ cucharadita de sal marina

¼ de taza de crema espesa (para batir)

Direcciones:

1. Tome una licuadora o un procesador de alimentos (o en su lugar, un tazón grande con una batidora), mezcle la ralladura de limón, el salmón, la crema espesa, el eneldo y la sal.

2. Licue hasta obtener la consistencia adecuada para el batido.

Información nutricional: Carbohidrato 0,4 g Proteína; 25,8 g Grasa total: 12 g Calorías: 199 Colesterol: 0,0 mg Fibra: 0,8 g Sodio: 296 mg

Manzanas al horno con especias Chai

Porciones: 5

Tiempo de cocción: 3 horas.

Ingredientes:

5 manzanas

½ taza de agua

½ taza de nueces pecanas trituradas (opcional)

¼ de taza de aceite de coco derretido

1 cucharadita de canela en polvo

½ cucharadita de jengibre molido

¼ de cucharadita de cardamomo molido

¼ de cucharadita de clavo molido

Direcciones:

1. Retire el corazón de cada manzana y retire una tira fina de la parte superior de cada una.

2. Agregue el agua a la olla de cocción lenta. Coloque suavemente cada manzana en posición vertical a lo largo de la parte inferior.

3. En un tazón pequeño, mezcle las nueces (si las usa), el aceite de coco, la canela, el jengibre, el cardamomo y los clavos.

4. Rocíe la mezcla sobre la parte superior de las manzanas.

5. Cubra la olla y ponga a fuego alto. Cocine de 2 a 3 horas, hasta que las manzanas se ablanden y sirva.

Información nutricional: Calorías: 217 Grasa total: 12 g Carbohidratos totales: 30 g Azúcar: 22 g Fibra: 6 g Proteína: 0 g Sodio: 0 mg

Porciones de melocotón crujiente Porciones: 6

Tiempo de cocción: 20 minutos

Ingredientes:

Relleno:

6 duraznos, cortados por la mitad

1 cucharada de azúcar de coco

1 cucharadita de canela en polvo

½ cucharada de mantequilla, cortada en cubos

Adición:

½ taza de harina para todo uso

½ taza de azúcar de coco

¼ de cucharadita de canela en polvo

¼ de taza de mantequilla vegana, cortada en cubos

Direcciones:

1. Agregue los duraznos a un molde para pasteles pequeño.

2. Agregue el resto de los ingredientes del relleno.

3. En un bol, mezcle los ingredientes de la cobertura.

4. Unte la cobertura sobre la mezcla de duraznos.

5. Fríe al aire a 350 grados F durante 20 minutos.

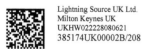